PLANTES MÉDICINALES

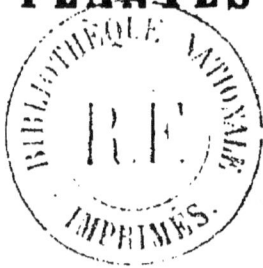

ALGÉRIE

—

PLANTES MÉDICINALES

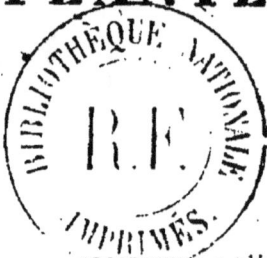

PAR

J. BATTANDIER

PROFESSEUR A L'ÉCOLE DE MÉDECINE ET DE PHARMACIE D'ALGER

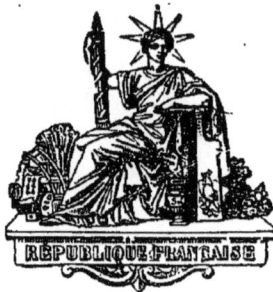

RÉPUBLIQUE FRANÇAISE

ALGER-MUSTAPHA

GIRALT, IMPRIMEUR-PHOTOGRAVEUR

Rue des Colons, 17

—

1900

PLANTES MÉDICINALES

La culture des plantes médicinales n'existe pas à proprement parler en Algérie. Si quelques-unes sont cultivées, c'est comme plantes économiques ou industrielles ; elles ne sont qu'accessoirement utilisées pour l'usage médical.

Notre climat est pourtant très propre à la culture de toutes les plantes des régions tempérées et même subtropicales. Il semble, comme nous le disions en 1889, que les Arabes, héritiers de la médecine des Grecs et grands amateurs de simples et de parfums, eussent dû pousser très loin cette culture. En réalité ils sont bien trop indolents ; ils se bornent à utiliser quelques plantes sauvages et, en dehors des Auran-tiacées à fruits, c'est à peine s'ils cultivent quelques plantes odoriférantes comme les Roses, le Jasmin, la Cassie.

La colonisation européenne, toute récente, a dû se préoccuper d'abord de la grande culture. Ce n'est que dans les pays depuis longtemps civilisés que l'on trouve les petites cultures accessoires comme celle des plantes médicinales. Elles sont la source d'assez beaux profits, mais les débuts sont souvent difficiles.

D'ailleurs l'herboristerie médicinale perd de jour en jour de son importance.

La culture des Quinquinas fut jadis l'objet, de la part de M. Hardy, directeur du Jardin d'Essai, d'une tentative peu heureuse, au Ruisseau des Singes, dans les Gorges de la Chiffa. Il y aurait peu d'intérêt à la reprendre au prix actuel des écorces. Il en est de même de l'Opium qui ne peut être exploité que dans les pays où la main-d'œuvre est à vil prix. Les Acacias d'Australie à écorces riches en tannin sont l'objet d'une exploitation assez importante de la part de M. le Dr Bourlier, qui les utilise à la fois pour la médecine et le tannage des peaux.

Les plantes médicinales spontanées n'ont pas été négligées. Quelques-unes, comme la Petite-Centaurée, ont même été l'objet d'un commerce très actif où la fabrication des liqueurs avait plus de part que l'art de guérir.

Nous allons succintement passer en revue les plantes utilisées ou utilisables au point de vue qui nous occupe, en suivant l'ordre naturel des familles.

RENONCULACÉES

Nigella sativa L., *Nigelle cultivée*, Arabe el Habbet es Souda, Sanoudj, etc. Cultivée, subspontanée. Les Arabes emploient beaucoup la graine de Nigelle comme condiment sur le pain, la galette, etc. Elle est réputée emménagogue et diurétique. On pourrait peut-être employer comme succédanés les graines des *N. damascena, intermedia* et *arvensis*, très répandues à l'état sauvage.

Delphinium staphysagria L., *Staphysaigre.*
Ar. Mioubradj, Mioufazed, Hab er Ras, etc. Insecticide
très usité. La graine se trouve chez tous les épiciers
mozabites. Elle a longtemps été usitée chez nous sous
le nom significatif de *Poudre de Capucin,* analogue à
l'arabe Hab er Ras, Herbe pour la tête. Cette plante,
comme la précédente, a été transmise aux Arabes par
les Grecs. Trés toxique, elle a causé plusieurs empoisonnements. Elle n'est pas très rare dans la région
montagneuse. Beaucoup d'autres dauphinelles : *D.
mauritanicum, peregrinum, pubescens, orientale,
pentagynum,* etc., sont très répandues en Algérie.
Leurs graines et en particulier celles du *D. mauritanicum* ont des propriétés analogues.

Ficaria calthœfolia Reich. *Ficaire.* Ar. Fouila.
Les griffes sont utilisées comme aliment.

Anemone palmata L., *Anémone palmée.* Ar.
Cheikhaïk en Naman. Commun dans les terres humi-
des. Paraît être un très bon vésicant d'après les expé-
riences de MM. Bourlier et Coudray (Alger 1863). Il en
est de même de l'*A. coronaria* L., asséz répandu en
Algérie et de beaucoup de Renonculacées qui contiennent de l'Anémonine ou des principes analogues.
Telles sont les clématites : *Cl. cirrhosa* et *Cl. flam-
mula,* utilisées par les indigènes. La plupart des Renon-
cules ont aussi, à l'état frais, une grande âcreté.

Adonis microcarpa. D. C., **A. æstivalis**
L. et **A. autummalis** L. Gouttes de sang. en Ar.
Nab Djemel, Ben Naman. Très abondants, cardiaques.

L'Ancolie, Aquilegia vulgaris, assez rare dans les hautes montagnes, est toxique, diurétique et emménagogue. *La Pivoine, Pœonia atlantica,* rare dans le Djurdjura, passe pour antispasmodique.

BERBÉRIDÉES

Le Berberis hispanica. Boissier et Reuter. En ar. Amberbaris, pousse sur les hautes montagnes ; mais tous les *Berberis* ou Epine-vinettes, poussent très bien quand on les cultive. Ces plantes, qui contiennent en même temps qu'une matière colorante janne, un alcaloïde, la Berbérine, passent pour toniques, fébrifuges, antiscorbutiques. Les fruits sont acidules et rafraîchissants. Les *Berberis* asiatiques, qui donnaient le fameux extrait de *Lycium* si réputé chez les Grecs, se cultivent en Algérie avec la plus grande facilité.

NYMPHÆACÉES

Le Nymphœa alba L. *Nenuphar blanc.* En ar. Noufer, dont les fleurs passent pour un narcotique léger, se trouve dans les lacs de La Calle ainsi que le *Nuphar luteum* L. *Nenuphar jaune* dont le rhizome astringent et mucilagineux était naguère assez usité.

PAPAVERACÉES

Papaver somniferum L. *Pavot.* Ar. Bou Noum, Kechkach el Abiod. La variété sauvage d'où proviennent les Pavots à opium et les Pavots œillette, ou pavots à huile est assez répandue dans les Blés en

Algérie. La culture de l'Opium a été l'objet, de bien des essais: Hardy et Simon, à Alger, de 1843 à 1845, ont obtenu des Opiums à teneur en Morphine très variable : 10,75 0/0, 5 0/0, 3,75 0/0. Un Opium de M. Richard, à Tizi-Ouzou, récolté en 1862 et analysé en 1896, par M. Hérail, professeur à l'Ecole de Médecine d'Alger, a donné 12 0/0. Un Opium récolté à la Station botanique de Rouïba en 1898 et analysé de suite, titrait 10 0/0.

Les têtes de Pavot sont très usitées comme sédatives, en particulier par les nourrices indigènes, usage qui n'est pas sans danger.

Les Arabes, malgré plusieurs arrêtés d'interdiction, fument quelquefois un Opium qu'ils tirent d'Orient sous le nom d'*Afioum.*

Papaver Rhœas L. *Coquelicot.* Ar. Ben Naman. Narcotique léger. Les pétales sont récoltés en assez grande quantité et expédiés en France ou utilisés sur place.

Toutes les Papavéracées sont riches en alcaloïdes, presque toutes fort actives, mais peu expérimentées.

La Chélidoine, Chelidonium majus et le *Glaucier jaune, Glaucium luteum,* L., ont un latex à la fois caustique et narcotique. Ces plantes, usitées contre les verrues, mériteraient une étude thérapeutique sérieuse. *La Chélidoine* habite chez nous les hautes montagnes. Le *Glaucier* est commun sur les falaises. Dans l'intérieur on trouve le *Glaucium corniculatum,* qui contient des alcaloïdes différents de ceux du *Gl. luteum.*

L'Eschscholtzia californica L. et *l'Argemone Mexicana* L., qui ont quelquefois été employées et dans

lesquelles on a trouvé de la Morphine, viennent très
facilement.

FUMARIACÉES

Les *Fumaria officinalis* L., *capreolata* L., *agraria*
Lag. *media*, Lois, etc., sont indistinctement récoltés
sous le nom de *Fumeterre*. Ces plantes passent pour
dépuratives ; leur suc est âcre et amer. Elles contiennent un alcaloïde fort peu abondant, la Fumarine.
Nos *Fumaria* spéciaux, de la section *Petrocapnos*,
mériteraient d'être étudiés.

CRUCIFÈRES

Nasturtium officinale Rob. Brown. Le Cresson
de fontaine. Ar. Djerdjir el Ma, Kernounech. Employé
comme antiscorbutique.

Cochlearia armoracia L. *Le Raifort.* Rarement
cultivé comme antiscorbutique.

Lepidium sativum L. *Cresson alénois.* Ar. Guerfa,
el Horf, Hab el Rechad. Cultivé comme alimentaire.
antiscorbutique. Les graines se trouvent généralement chez les épiciers indigènes. Les arabes les
regardent comme aphrodisiaques, antiasthmatiques,
etc.

Brassica nigra L. et **B. juncea** L. (sub.
Sinapi). — Ces deux plantes, qui fournissent la graine
de moutarde noire, sont : la première spontanée en

Algérie, la seconde parfois cultivée dans les oasis.
L'Algérie est le pays de prédilection des Crucifères.
Il est étonnant qu'on les y cultive si peu comme
plantes médicinales ou industrielles.

Sinapis alba L. *Moutarde blanche.* — Ar. Khar-
del. Très commune à l'état sauvage avec des graines
couleur café. N'est pas cultivée.

Anastatica hierochuntica L. *Rose de Jéricho,
Main de Fathma.* Récoltée par les Arabes comme
objet de curiosité. La plante roulée en boule se dé-
roule dans l'eau. On récolte aussi sous le nom de
Rose de Jéricho une Synanthérée, l'*Asteriscus pyg-
mœus* Cosson, dont le capitule fermé s'ouvre dans
l'eau.

Nulle part, les Crucifères n'abondent plus qu'en
Algérie. Un grand nombre pourraient être utilisées
comme antiscorbutiques : Divers *Eruca,* les *Diplo-
taxis erucoïdes, tenuifolia, muralis,* etc., le *Siccowia
balearica,* le *Cakile maritima,* le *Sisymbrium Allia-
ria,* etc., etc... D'autres ont été employées comme
astringentes : *Capsella bursa-pastoris, Sisymbrium
officinale, Barbarea officinalis,* etc. Le *Pastel, Isatis
tinctoria* est parfois cultivé par les indigènes comme
plante tinctoriale.

CAPPARIDÉES

Capparis spinosa L. *Le Caprier,* ar. Kabbar.
Très commun à l'état sauvage. Est depuis quelque
années l'objet d'une exploitation industrielle dans la

région de Bougie. Les Arabes l'utilisent parfois comme médicament antiscorbutique et contre la sciatique. Beaucoup de Capparidées des genres *Cleome* et *Polanisia*, autrefois usités en médecine, pourraient être cultivés.

CISTINÉES

Reseda odorata L. Cultivé dans les jardins.

Reseda luteola L. *La Gaude*, ar. Liroun. — Encore utilisé par les Arabes dans la teinture en jaune. Très commun à l'état sauvage.

RÉSÉDACÉES

Cistus albidus L. Ar. El Athëïa. — Les feuilles sont employées comme thé par les Arabes. Commun à l'état sauvage.

Les *Cistes* à *Ladanum* sont très communs en Algérie, mais ce produit n'est plus usité.

VIOLARIÉES

Viola odorata L. *La Violette*. Ar. Bellesfendje. — Commune dans les endroits frais. On la récolte en petite quantité pour l'usage médical. Elle a été cultivée en grand à Boufarik pour l'enfleurage, mais cette culture est actuellement abandonnée. Près des villes, on la cultive pour faire des bouquets.

Les Violariées ligneuses étant toutes émétiques, il y aurait lieu d'expérimenter, à ce point de vue, le

Viola arborescens L., si commun dans les broussailles du Tell.

CARYOPHYLLÉES

Spergularia rubra Persoon et espèces voisines. — Très usitée comme diurétique sous le nom d'*Arenaria rubra*. Est l'objet d'une petite exportation.

Spergula arvensis L. — Commun, inusité. *La Saponaire officinale* se cultiverait facilement. *L'Œillet, Dianthus caryophyllus*, n'est plus usité en médecine, on le cultive comme plante à bouquets.

LINÉES

Linum usitatissimum L. Le *Lin* cultivé. — Le Lin de Sicile est très cultivé pour la graine comme plante industrielle. On a cultivé autrefois le Lin de Riga pour ses fibres textiles.

MALVACÉES

Toutes les Malvacées ayant les mêmes propriétés émollientes, on récolte à peu près indifféremment, comme feuilles de mauve, les feuilles des *Malva sylvestris*, *M. nicœensis*, *M. parviflora*, *Lavatera cretica*, toutes mauves vulgaires. Ces feuilles sont usitées sur place et exportées en quantité notable.

Comme fleurs de mauve, on récolte surtout les fleurs du *M. sylvestris*. Accessoirement, on utilise les fleurs des *Lavatera trimestris*, *arborea*, *cretica* et du *Malope stipulacea*. Les mauves portent, en arabe, le nom de « Khobbaz ». Les Indigènes les utilisent comme légume.

Althæa officinalis L. *La Guimauve.* Ar. Ketmia. — Sauvage dans les marais, mais, bien qu'employée en Algérie, on ne l'y cultive point et l'on n'utilise pas la plante sauvage.

Althæa rosea Cav. La grande *Rose trémière.* — Cultivée.

Hibiscus esculentus L. *Le Gombo.* Cultivé pour son fruit émollient et comestible.

L'*Ambrette, Hibiscus abelmoschus* L. et le *Cotonnier* se cultivent facilement.

HYPERICINÉES

Hypericum perforatum L. *Le Millepertuis.* Commun. Vulnéraire populaire peu utile.

Androsœmum officinale L. Montagnes. — Id.

GÉRANIACÉES

Les *Géraniacées* sont en général des plantes astringentes. L'on employait comme telle en France autrefois l'*Herbe à Robert (Geranium Robertianum)* qui est commune en Algérie. En Amérique, sous le nom d'*Alum-root*, on emploie la souche du *Geranium maculatum*, à peine distinct de notre *Geranium atlanticum*. Beaucoup de nos *Erodium* vivaces ont aussi de grosses racines astringentes. Dans ces dernières années, l'*Erodium cicutarium*, plante annuelle très répandue dans toute l'Algérie, a été préconisée par le docteur Komorovitch comme un excellent hémostatique. Le *Pelargonium capitatum* Aït, est très cultivé pour la production de l'essence de géranium.

RUTACÉES

Ruta graveolens L. La *Rue*, en arabe, Fidjel Soudab. On trouve abondamment en Algérie la variété *bracteosa*. Dans l'Intérieur, on trouve les *Ruta Chalepensis* et *montana*. Cette dernière est de beaucoup la plus riche en essence. Toutes ces *Rues* sont également recueillies et employées par les indigènes et par beaucoup d'européens (Espagnols, Maltais, Italiens). Il n'y a pour ainsi dire pas de jardin sans un pied de Rue. On la cultive en pot dans beaucoup de maisons de la ville. Les Arabes considèrent la *Rue* comme une panacée. Ses propriétés emménagogues et abortives sont bien connues. Nous avons trouvé dans une préparation abortive, qui nous avait été soumise, de la *Rue* et des ramuscules de *Thuya d'Algérie* (*Callitris quadrivalvis*). On distille aussi de l'essence de Rue pour le commerce.

Peganum Harmala L. Ar. Harmel. Très répandu en Algérie. Les Arabes emploient beaucoup la graine contre les rhumatismes, les ophtalmies purulentes, les maladies de la peau, etc.

On cultive facilement en Algérie le *Quassia amara*, le *Jaborandi* (*Pilocarpus pinnatifolius*), les *Buchu* (*Barosma* divers), etc.

AURANTIACÉES

Le climat de l'Algérie convenant admirablement aux *Aurantiacées* habituellement cultivées, cette culture y a pris de bonne heure un grand développement. Les Arabes ne l'avaient point négligée. Ils cultivaient non seulement les *Aurantiacées* à fruits, mais aussi le *Bigarradier*. Ils distillaient pour leur usage une excellente eau de fleurs d'oranger que l'on trouve encore chez quelques Maures des villes. Les européens ont beaucoup multiplié les orangeries, mais surtout au point de vue fruitier. Les *Bigarradiers*, cultivés comme haies ou comme porte-greffes, fournissent pourtant à la matière médicale une assez grande quantité de feuilles. Ce n'est guère que dans quelques exploitations et spécialement chez MM. Chiris et Gros. à Boufarik, que le *Bigarradier* est cultivé en grand pour la fabrication de l'eau de fleurs d'orangers, des essences de Néroli, Bigarrade et Petit-Grain. On y cultive également la *Bergamotte* et le *Cédrat*. Cette même maison est à peu près la seule, aujourd'hui, qui fabrique encore l'essence de Citrons. Tous ces produits aromatiques des Aurantiacées sont tellement falsifiés dans le commerce que leur production honnête devient difficile. Quelques pharmaciens produisent de l'eau de fleurs d'Oranger et exportent une certaine quantité de feuilles d'Oranger doux et amer, quelques zestes de Bigarrade et de Citrons.

Le jus de Citron, pour la marine, est l'objet d'un commerce assez important, mais l'industrie de l'acide citrique n'existe pas encore en Algérie.

CAMÉLIACÉES

Thea sinensis L. Le Thé vient bien en Algérie ; il a été cultivé avec succès à Dalmatie et à Bougie, mais n'a jamais été sérieusement exploité.

CORIARIÉES

Coriaria myrtifolia L. Le Redoul. Ar. Arouïz. Arbuste assez abondant dans les endroits frais, au bord des ruisseaux. Contient un glucoside très toxique, la *Coriamyrtine* du Dr Riban. Les feuilles ont servi, dit-on, à falsifier le Séné ; elles servent au tannage. Les fruits ont produit des empoisonnements. (*Recueil de médecine et pharmacie militaire 1853*)

SAPINDACÉES

Sapindus utilis Trabut et espèces voisines. Les fruits, très riches en Saponine (30 0/0 environ), sont employés aux mêmes usages que le bois de Panama. Le *Sapindus utilis*, variété du *S. Mukorosi*, est l'objet de cultures d'une certaine importance.

Cardiospermum Halicacabum L. *Pois merveille, Ballon de Venise.* Cultivé par les Arabes ; passe pour antiarthritique.

Æsculus hippocastanum L. *Marronnier d'In-*

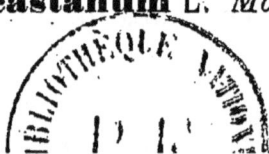

2

de. Très peu cultivé. Aucun de ses produits n'est utilisé en Algérie.

ILICINÉES

Ilex aquifolium L. Le Houx épineux. Commun dans les montagnes ; inusité. Succédané du *Maté*.

Ilex paraguayensis L. *Le Maté*. Cultivé au Jardin d'Essai dans la collection botanique.

RHAMMÉES

Rhamnus. alaternus L. *Alaterne*. Commun dans les broussailles, en arabe Amiless Kassed, Melila, etc. Fruits purgatifs, feuilles astringentes. Les indigènes l'emploient pour le tannage.

Rh. cathartica L. *Le Nerprun*. Fruits purgatifs très employés, mais la plante n'existe en Algérie que dans les Babors et n'y paraît pas utilisée ; les préparations de *Nerprun* sont importées de France.

Rh. Frangula L. *Le Bourdaine*. Ecorce purgative, Marais de La Calle. Inusité.

Rh. oleoides L. Ar. Cherrira, Serr. Graines tinctoriales.

Zizyphus vulgaris L. *Le Jujubier*. Ar. Zefzaf, Onale. Cultivé et subspontané. Fruits émollients béchiques.

Z. Spina-Christi L. Ar. Zefzaf. Succédané du précédent. Cultivé dans les oasis.

Z. **Lotus** Lamarck. *Jujubier sauvage* des colons.
Ar. Sedar. *Le Lotus* des Lotophages d'après Shaw et
Desfontaines. Le pharmacien militaire Latour a retiré
des souches souterraines de cet arbuste environ
10 0/0 d'un cachou intéressant.

Le Celastrus edulis Vahl. *Cât* des Arabes, se cultive facilement. Il en est de même des Fusains, de
l'*Hovenia dulcis*, etc.

TÉRÉBINTHACÉES

Pistacia Terebinthus L. *Le Térébinthe*, en ar.
Betoum el Kifan. Assez, commun dans la région montagneuse. Donnait autrefois la Térébenthine de Chio,
remplacée, aujourd'hui, par les Térébenthines de
Conifères. Ses galles, très riches en tannin, sont utilisées, ainsi que les feuilles, pour la teinture en noir
des étoffes indigènes. Les Arabes emploient pour le
tannage les feuilles de tous les *Pistacia*. Ils emploient parfois comme aliment les graines du *Térébinthe* et celles du *P. atlantica*.

P. atlantica Desf. *Pistachier de l'Atlas*. Ar. Betoum. Ne diffère guère du *Térébinthe* que par sa
grande taille. Mêmes produits. Les Arabes récoltent
la Térébenthine (*Alk*). En Tunisie, d'après Desfontaines, on en retire une sorte de mastic nommé
Heule. Cet arbre fournit encore aux indigènes un suc
naturel desséché appelé *Samacq* qui, délayé dans
l'eau, leur sert d'encre et un *Polypore* très usité dans
la teinture en jaune.

P. Lentiscus L. *Le Lentisque,* en ar, Dherou, Dour. Les feuilles du *Lentisque,* riches en tannin, sont expédiées en Italie, où elles sont mélangées au Sumac des corroyeurs. Ces feuilles contiennent en assez grande quantité une essence dont il serait intéressant d'étudier les propriétés. On sait que c'est le *Lentisque* qui fournit le mastic de Chio ; toutefois, en Algérie, il ne donne qu'en très petite quantité une oléo-résine qui ne se concrète point en mastic. Les Arabes tirent, par ébullition des graines pilées, une huile qu'ils emploient dans le traitement de la gale et des rhumatismes et même dans l'alimentation (Voir *Mém. de médecine militaire 1859*). Les baies, bouillies avec de l'alun, donnent, d'après le docteur Miergues, une encre indélébile.

P. vera L. *Le Pistachier.* Commence à être cultivé en Algérie.

Rhus coriaria L. *Sumac des corroyeurs.* En Ar. Soumaq. Spontané ou subspontané Bouzaréah, près d'Alger. Se cultiverait facilement.

Rh. pentaphylla Desf. Ar. Tezera. Arbuste répandu dans la province d'Oran et l'ouest de la province d'Alger. Très employé par les Arabes comme plante à tannin ainsi que le suivant qui en est fort voisin.

Rh. oxyacanthoides Dumont de Courset. Ar. Djedari. Assez répandu du littoral jusque dans le désert. Employé par les Arabes dans le tannage, la teinture en rouge des cuirs et la teinture en noir de la soie (voir Reboud. Société botanique de France 1867, p. 31).

Le *Rh. succedanea* L., Vernis des Chinois ; le *Rh. typhinus* L., ou *Vinaigrier*, les *Rh. radicans* L et *toxicodendron* L. Se cultivent facilement.

Schinus Molle L., le *Mollé faux Poivrier*, arbre originaire du Pérou, très cultivé dans les jardins. Son écorce donne par incision une térébenthine à odeur de Fenouil très analogue à l'*Elemi*. Ses feuilles et ses fruits contiennent en abondance une essence à odeur poivrée. Liotard a retiré de ces fruits de la Pipérine (*Archives de pharmacie*, 1888, p. 386). Il considère ces fruits, qui sont laxatifs, comme un bon succédané du *Cubèbe*. Le Dr Bertherand les avait autrefois expérimentés dans ce sens et en avait obtenu de bons résultats.

LÉGUMINEUSES

Anagyris fœtida L., *Anagyre, Bois puant ;* ar. Karoub el Kelb ; Kheroua, Aoufni. Arbuste assez commun, toxique et émétique. Les feuilles sont, dit-on, purgatives, mais les graines très toxiques ont causé d'assez nombreux empoisonnements. Gallois et Hardy en ont retiré un alcaloïde, l'Anagyrine, qui est peut-être identique avec la Cytisine.

Retama Retam Webb., **Retama Duriæi** Spach. Ar. R'tem. Ces genêts à fleurs blanches très odorantes et éminemment propres à l'enfleurage, contiennent dans leurs parties vertes une quantité considérable de Spartéine, 3 à 4 gr. par kilogr. Le *Retama sphærocarpa* Boissier, contient une Oxyspartéine solide.

Beaucoup de nos Génistées contiennent de la Spartéine ou des produits analogues.

Trigonella fœnum-græcum L. *Fenugrec.* Ar. Holba. Très cultivé. Graines aromatiques, émollientes, laxatives et alimentaires, très employées par les indigènes.

Melilotus macrocarpa Cosson et Durieu, ar. Ch'nan. Melilot à fruits gros comme des pois, riches en Coumarine. Ces fruits sont employés par les Arabes comme antispasmodiques et comme épices.

Colutea arborescens L. Le *Baguenaudier.* Ar. Kelouta. Commun dans les broussailles. Les feuilles constituent un bon succédané du Séné.

Galega officinalis L. Le *Galega*, rare. Galactagogue.

Lathyrus sativus L. La *Gesse.* Ar. Adjilben. Très cultivé par les Kabyles comme plante alimentaire. On attribue à l'usage prolongé de la Gesse une maladie assez fréquente en Kabylie, le Lathyrisme médullaire spasmodique (Proust). Toutefois les causes de cette maladie étudiée par MM. Bourlier, Proust, Astier, Blaise, etc., ne paraissent pas être encore bien établies.

Coronilla scorpioides Koch. Petite plante commune en Algérie des graines de laquelle MM. Schlagdenhaufen et Reeb ont retiré un glucoside spécial, la *Coronilline*, médicament du cœur très actif.

L'*Anthyllis vulneraria* L. Le *Lupinus albus* L., *luteus* L., *hirsutus* L., *augustifolius* L., Légumineuses parfois employées en médecine ; sont communes en Algérie. La *Réglisse* y vient très bien. Une variété du *Glycirrhiza glabra*, le *Gl. brachycarpa* Boissier, semble spontanée dans les oasis.

Ceratonia siliqua L. Le *Caroubier*. Ar. Karoub, Kabyle Tirbilt. Commun. Ecorce astringente employée par les indigènes ; gousses alimentaires, graines donnant par torréfaction un faux café.

Poinciana Gilliesii Hook. Culture ornementale, feuilles purgatives. Les filets staminaux ont servi à falsifier le Safran.

Arachis hypogæa L. L'*Arachide*. Très cultivé comme fruit alimentaire, réputé aphrodisiaque par les Arabes.

Parmi les légumineuses médicinales on pourrait cultiver les *Sénés*, les *Casses*, le *Bonduc*, etc., etc. Les *Soja* viennent très bien. Les fruits du *S. hispida* ont été recommandés pour l'alimentation des diabétiques.

Les *Acacias pycnantha* et *leiophylla* sont cultivés en grand par le Dr Bourlier pour leur écorce très riche en tannin et exploités soit pour le tannage des peaux, soit pour l'usage médical. Les *Acacias mollissima* et *decurrens* sont aussi cultivés sur une échelle moindre. Les *Acacias decurrens*, *melanoxylon* et *leiophylla* donnent de la gomme comme en Australie. Enfin l'*A. Farnesiana*, tannifère aussi, est cultivé en grand pour l'enfleurage.

ROSACÉES

Rubus fruticosus L. La *Ronce*. Ar. Alleg. Feuilles astringentes, remède populaire.

Spiræa filipendulina L., La *Filipendule* ; **Geum urbanum** L., la *Benoite* ; **Potentilla reptans** L., la *Quintefeuille*. Astringents jadis très usités, existent en Algérie, mais ne sont pas récoltés, pas plus que les écorces de Poiriers, Pommiers, Sorbiers, Aubépines, etc.. à la fois astringentes et antipériodiques. Le *Framboisier* est cultivé à Boufarick et dans la région montagneuse.

Fragaria vesca L. Le *Fraisier*. Cultivé. La racine est récoltée comme astringent.

Rosa gallica L. *Rose de Provins*. Vient facilement en Algérie, comme toutes les Roses, mais y est fort peu récoltée. Il en est de même de tous les produits des Rosiers. On distille un peu d'eau de roses. Les Cynorrhodons sont inusités.

Amygdalus communis L. L'*Amandier*. Existe à l'état sauvage et bien spontané en Algérie. L'Amandier sauvage ne donne que des Amandes amères. Les diverses variétés sont très cultivées.

Amygdalus persica L. Le *Pêcher*. Cultivé.

Prunus Lauro-cerasus L. Le *Laurier-cerise*. Cultivé. On distille un peu d'eau de Laurier-cerise. On peut lui substituer le *Prunus Mississipinensis* qui vient très bien aussi.

Prunus avium L. *Mérisier*. Assez commun à l'état sauvage et cultivé. Les noyaux de Cerises sont très employés dans la médecine indigène. Les queues de Cerises constituent, comme en France, un diurétique populaire.

Eriobothrya japonica L. *Néflier du Japon*. Fruits acidules à noyaux riches en amygdaline.

Cydonia vulgaris L. Le *Coignassier*. Très cultivé. On cultive aussi les Coignassiers de Chine et du Japon, ce dernier à fruits très beaux mais très astringents.

MYRTACÉES

Myrtus communis L. Le *Myrte*. Ar. Rihan. Broussaille des plus communes, peut accidentellement devenir un arbre élevé. Feuilles et fruits astringents et aromatiques, usités chez les Arabes qui emploient aussi l'écorce des racines. Les feuilles sont exportées.

Le *Myrtus pimenta* et diverses autres *Myrtacées*

pourraient être cultivées. On cultive couramment dans les jardins les *Psidium* ou *Goyaviers* et l'*Eugenia Jambosa*, pour leurs fruits ; les *Melaleuca*, *Metrosideros*, *Callistemon*, etc. pour l'ornement.

Eucalyptus globulus. Labillardière. Cet arbre est très cultivé en Algérie où il fut apporté par M. Ramel. Il a contribué à assainir bien des marais. Aujourd'hui il est moins cultivé que l'*E. rostrata* ou *Redgum*, bien plus rustique mais moins riche en essence. L'essence d'Eucalyptus est très demandée et on en distille de très grandes quantités. Une partie est employée pour l'usage médical. Les feuilles d'Eucalyptus sont exportées en faible quantité. Les Eucalyptus produisent un très beau Kino qui est inusité. Quelques espèces, comme l'*E. citriodora*, sont susceptibles de donner des essences agréables. On cultive dans les collections Cordier, Trottier, etc., environ 120 espèces d'Eucalyptus, sans compter les hybrides qui se produisent fréquemment.

GRANATÉES

Punica Granatum L. Le *Grenadier*. Ar. Roumana. Cultivé comme arbre fruitier, subspontané. L'écorce de la racine et celle des branches sont exportées en assez grande quantité pour l'usage médical et pour l'extraction de la *Pelletierine* Les boutons floraux (*balaustes*) sont employés comme astringents, il en est de même de l'écorce du fruit que les indigènes utilisent pour la teinture en noir. Le suc acidule des fruits sert à faire un sirop agréable.

LYTHRARIÉES

Lawsonia inermis L. Le *Henné*. Ar. Henna. — Cultivé dans les oasis et importé d'Orient en quantité considérable. Le Henné est très employé par les indigènes pour se teindre les cheveux, les ongles et même les extrémités en brun rouge. Ils l'emploient comme vulnéraire, comme remède de la lèpre et de la plupart des dermatoses. Ce produit, objet d'un grand commerce, est aujourd'hui indignement falsifié. Nous avons vu des échantillons composés de 80 0/0 de matières terreuses et de couleurs d'aniline avec un peu de Henné véritable.

Lythrum salicaria L. La *Salicaire*. Commune au bord des ruisseaux. Astringent et vulnéraire, recommandé contre les inflammations chroniques des muqueuses, peu employé.

TAMARISCINÉES

Tamarix articulata Vahl. Ar. Ethel, Ithel. Oasis. — Les galles de cet arbre, très riches en tannin, sont employées par les Arabes comme astringentes et pour la teinture.

CUCURBITACÉES

Citrullus colocynthis L. La *Coloquinte*, ar. El-Hadjadj. — Commune dans le Sahara. La chair du fruit constitue un purgatif drastique très violent. Peu usité.

Ecbalium elaterium Rich. *Concombre d'Ane,*
ar. Faggous El Hammi. — Le suc du fruit est un purgatif énergique peu usité en Algérie. La plante est
extrêmement répandue dans le pays, surtout une
forme dioïque spéciale.

Bryonia dioica L. La *Bryone,* ar. Fachira, Da-
lia, Beida, etc. — Très commune, n'est pas récoltée.
La racine est un purgatif drastique violent.

Momordica balsamina L. Cultivé. — Le fruit
macéré dans l'eau-de-vie est employé comme vulnéraire par les Espagnols.
Les graines de *Courge,* de *Melon,* de *Concombre,*
plantes très cultivées, au point de vue alimentaire,
forment un excellent tœnifuge assez souvent employé.

Luffa acutangula Seringe. — Se cultive très
bien. Le tissu fibro-vasculaire du fruit forme une
espèce d'éponge, vendue comme accessoire de pharmacie.
Le *Papayer* vient en Algérie, mais gêle quelquefois.

PARONYCHIÉES

Paronychia argentea L. *The Arabe, Sangui-
naire.* Theïa-el-Arab, Theïa-el-Djebel. Commun. —
Diurétique, très employé en infusion théiforme, est
l'objet d'un petit commerce d'exportation.
Les *Herniaires* ou *Turquettes,* très employées autrefois comme lithontiptiques, sont communes mais
inusitées en Algérie.

CACTÉES

Opuntia ficus indica L. Figue de Barbarie. Ar. Kermous en Sara, Hindi. Les raquettes râpées sont mucilagineuses et employées comme cataplasme ; les fleurs mucilagineuses et astringentes constituent un remède efficace contre la diarrhée ; l'usage habituel des fruits amène chez les indigènes des constipations mécaniques fréquentes.

FICOIDÉES

Plusieurs *Mesembryanthèmes* jadis usités en médecine, *M. edule, acinaciforme*, etc., abondent dans les jardins. La *Glaciale* (*M. crystallinun* L.) réputée fébrifuge existe sauvage et cultivée.

GROSSULARIACÉES

Les *Ribes rubrum* L, *nigrum* L. et *Uva-crispa* L, sont cultivés. Ce dernier existe à l'état sauvage avec le *Ribes petræum* Valf. dans le Djudjura et l'Aurès.

OMBELLIFÈRES

Thapsia garganica L. *Thapsia*. Ar. Derias, Bou Nefa. Cette plante est très répandue dans tout le Tell et une partie des Hauts-Plateaux. Elle contient dans toutes ses parties une résine révulsive extrêmement active. Ce médicament fort en honneur chez les anciens a été conservé par les Arabes qui le tiennent en haute estime comme l'indique le nom de Bou-

Nafa (Père de la santé) qu'ils donnent à la racine. Ce n'est guère qu'en 1857 que les docteurs Reboulleau et Bertherand l'introduisirent dans la médecine européenne. On exporte en grande quantité l'écorce de la racine, partie la plus riche en résine. Mais la plante est assez variable et les diverses variétés sont très inégales comme activité. Les formes à segments foliaires hispides et bullés, comme chagrinés, sont à peu près inertes. La variété très active a les segments foliaires glabres, lisses et étroits. On a aussi mélangé parfois à cette drogue l'écorce des racines du *Ferula communis*, tout à fait inertes. On a aussi extrait la résine en grand en Algérie (Dr Lacome, à Tablat, Lallemant à l'Arba, Nielli à Constantine), mais cette exploitation a à peu près cessé actuellement. Les Arabes emploient aussi le *Thapsia* à l'intérieur comme drastique. Lorsque, il y a une trentaine d'années, le Dr Laval crut reconnaître le fameux *Silphion* des Grecs dans le *Thapsia garganica* qu'il avait trouvé en Cyrénaïque, des spécialistes essayèrent de l'employer à l'intérieur contre la tuberculose, mais sans beaucoup de succès.

Th. villosa L. *Thapsia velu*. Assez répandu, peu actif, inusité.

Ferula communis L. Vulgairement et à tort Fenouil. Ar. Besbas el Harami, Firoula, etc. Cette plante, qui est très répandue dans toute l'Algérie, donne seulement dans le Sud-Oranais et probablement au Maroc de grosses larmes d'une gomme résine très semblable à la Gomme ammoniaque.

C'était probablement à la source du *Fushog*, ancienne gomme ammoniaque du Maroc. que l'on a attribué à tort au *Ferula Tingitana* L. qui, pas plus que les autres Férules d'Algérie, ne donne de gomme-résine en quantité appréciable. On a attribué à l'usage que firent les Arabes de la racine de Férule, pendant une disette, l'apparition d'une maladie cutanée particulière.

Conium maculatum L. La *Ciguë*. Ar. Chikrane, Choukrane. Commun près des habitations. Les fruits sont très employés comme sédatifs par les Arabes sous le nom de Harmel el Djezaïr, ou Harmel d'Alger, qu'ils ne confondent pas avec les graines de *Peganum harmala*. également employées par eux. Ils emploient aussi les feuilles en cataplasme.

Pimpinella anisum L., *Anis vert*. Cultivé en petite quantité.

Petroselinum sativum L. Le *Persil*. Cultivé et spontané.

Fœniculum vulgare L. Le *Fenouil*. Ar. Besbass. Très commun à l'état sauvage. On cultive aussi le Fenouil doux d'Italie.

Cuminum Cyminum L. Le *Cumin*. Ar. Kemoun et le *Carum Carvi* L. Le *Carvi*. Ar. Karouïa. Sont cultivés et très usités comme épices par les Arabes.

Anethum graveolens L. *L'Aneth*. Cultivé et subspontané.

Coriandrum sativum L. *La Coriandre*. Ar. Keussbeur. Très cultivé. Outre le fruit sec, qui est bien connu, les Arabes emploient la feuille fraîche en guise de persil, malgré la forte odeur de punaise qu'elle répand.

Crithmum maritimum L. *Criste marine*. Falaises maritimes. Récolté comme condiment.

Beaucoup d'Ombellifères, autrefois usitées en médecine, sont communes en Algérie, mais inusités, comme les *Daucus carota* et *maximus*, l'*Ache* des *marais*, le *Panicaut*, divers *Œnanthe*, la *Sanicle* dans les montagnes, l'*Œthusa Cynapium* près de Bône, le *Smyrnium olusatrum* ou *Maceron* partout etc. Nous mentionnerons principalement l'*Ammi Visnagga*, en Ar. Kellah, Souat en Nebi, grande plante à port de carotte, très toxique, qu'aucun animal ne touche et qui, par suite, pullule dans les jachères. L'étude du fruit de cette plante, commencée par Ibrahim Mustapha, à Montpellier, en 1879, et continuée par M. le professeur Malosse a donné un produit très toxique le *Visnagol*, 3 principes cristallisés (*Visnagines*) etc. L'*Ammi Visnagga* a été employé autrefois comme emménagogue.

Les Arabes récoltent, pour leur nourriture, surtout dans les années de disette, les tubercules de divers *Carum* ou *Bunium* sous le nom de *Talrouda*. Malheureusement le plus abondant *B. incrassatum* Boissier, qui serait en quantité suffisante pour atténuer sensiblement le fléau est gorgé d'essence et de résine et amène des accidents par son usage prolongé. L. *B. Macuca*, Boissier, que l'on trouve sur les mon-

tagnes est excellent. Le *B. mauritanicum* est inter-
médiaire. Les Arabes emploient encore comme condiment les feuilles du *Scandix australis* et les fruits
du *Ptychotis verticillata* ou *Ncunka*.

L'*Angélique* et la plupart des férules se cultivent
facilement.

ARALIACÉES

Hedera helix L. *Le Lierre*. Très commun. Inusité.

CAPRIFOLIACÉES

Sambucus nigra L. *Le Sureau*. Cultivé, subspontané, on récolte les fleurs.

Sambucus Eulus L. *Le Hièble*. Bord des ruisseaux. Inusité.

RUBIACÉES

Les Arabes utilisent, surtout pour la teinture, les
racines de la *Garance cultivée*, de la *Garance sauvage*
et du *Galium tunetanum*. L'*Asperula odorata*, plante
à coumarine, existe dans les Babors.

COMPOSÉES

1re TRIBU — SÉNÉCIODÉES

Anacyclus pyrethrum Cass. *Pyrèthre*. Ar. El-
Guenteuss, Tiguenteuss Aquir Quara, etc. Plante très
répandue dans les Hauts-Plateaux ; donne la racine de

Pyrèthre des pharmacies à saveur poivrée, employée comme sialagogue et odontalogique, mais c'est surtout en Orient que ce produit est usité comme masticatoire et révulsif léger. On en exporte en Tunisie et dans l'Inde de grandes quantités.

Les *Pyrethrum Willemoti, roseum* et *carneum*, dont les capitules donnent des poudres insecticides, se cultivent facilement.

Pyrethrum Parthenium L. *La Matricaire.* Cultivé.

Anthemis nobilis L. *La Camomille romaine.* Une variété existe, sauvage. La plante serait d'une culture très facile, mais toute la Camomille employée est importée. Les Arabes emploient aux mêmes usages le *Periderea fuscata*, commun dans les marais, et le *Santolina squarrosa*, fréquent dans les Hauts-Plateaux.

Diotis candidissima Desf. *Herba buena* des Espagnols. Ar. Aghbita, Chiba. Couramment vendu sur les marchés comme fébrifuge et emménagogue. Sables maritimes.

Artemisia vulgaris L. *L'Armoise.* Rare dans la Mitidja.

A. arborescens L. Ar. Chedjeret Meriem. Commune. Vermifuge, emménagogue, a été distillée pour l'obtention d'une essence d'Absinthe.

A. absinthium L. *L'Absinthe*. Ar. Chedjeret
Meriem. Djurdjura, Babors. Facile à cultiver, a été
distillée.

A. dracunculus L. *L'Estragon*. Cultivé.

A. Herba-alba Asso. Ar. Chih. Plante extrêmement commune sur les Hauts-Plateaux où elle alterne
avec l'*Alfa*. Les colons la désignent sous le nom de
Thym. Les Arabes l'emploient comme Semen-contra,
elle ne contient pourtant pas de Santonine mais des
résines et une essence qui a été quelquefois distillée.

A. atlantica Cosson. Ar. Chouya. Montagnes du
Sud. Peut donner une essence. Les Arabes utilisent
la plante à la manière des autres Absinthes, ainsi que
bien d'autres composées aromatiques : *Pulicaria
mauritanica P. viscosa, Inula dysenterica, Warionia
Saharæ*, etc.

Le *Tussilage, Tussilago Farfara* L., existe daus le
Djurdjura et les Babors mais n'est pas récolté. Il en
est de même de l'*Eupatoire chanvrin*, E. *cannabi-
num* L.

On a utilisé comme diurétique le *Conyza ambi-
gua* D. C. et l'*Erigcròn canadense* L.

Le *Madi* du Chili, *Madia sativa* L., plante oléagi-
neuse, le *Cresson de Para, Spilanthes oleracea* L.
plante antiscorbutique, jadis célèbre. L'*Aya pana,
Eupatorium, Aya pana* L. Stimulant aromatique se
cultivent facilement.

2ᵉ Tribu. Carduacées

Atractylis gummifera L. *Chardon à Glu, Chaméléon blanc* des anciens. Ar. Addad, Ichkihce. Commun. Plante toxique ayant causé de nombreux empoisonnements. Sa grosse racine, sectionnée, laissé exsuder un latex abondant qui se concrète en grosses larmes. Ces larmes agglutinées en masses sphériques de la grosseur du poing se vendent couramment chez les Mozabites pour la fabrication de la Glu. (Voir sur cette plante Lefranc, Bulletin de la Société Botanique de France, volumes XIII et XIV).

Cardopathium amethystinum Spach. *Chaméléon Noir* des anciens. Commun, inusité. Autre Carduacée toxique.

Carthamus tinctorius L. Le *Carthame.* Cultivé par les indigènes.

Centaurea acaulis L. Ar. Ardjaknou, Rejaknou. Commun dans l'intérieur. La racine très employée par les indigènes dans la teinture en jaune, leur sert également dans le traitement des ulcères.

Centaurea calcitrapa L. La *Chausse trappe.* Plante fébrifuge. Commune, inusitée.

Cnicus benedictus L. Rare. Fébrifuge, inusité.

Cynara Cardunculus L. L'*Artichaut sauvage.* Ar. Khorchaf. Les Arabes utilisent les capitules comme aliment, ainsi que ceux du *Carduncellus pinnatus*. Ces capitules et ceux de l'*Artichaut* ont été vantés comme fébrifuges.

Lappa minor D. C. La *Bardane*. Dépuratif. Montagnes, inusité.

3° TRIBU LIGULIFLORES

Cichorium Intybus L. *Chicorée sauvage*. Ar. Hendelea. Commune, inusitée. Toute la Chicorée consommée en Algérie est importée.

Lactuca virosa L. Rare. Sédative, inusitée.

Taraxacum dens leonis Desf. Le *Pissenlit*. Assez commun. Inusité.

AMBROSIACÉES

On trouve l'*Ambrosia maritima* dans l'Est de l'Algérie. Les *Xanthium spinosum*, *strumarium* et *antiquorum* sont communs. Toutes ces plantes sont inusités.

ERICACÉES

Arbutus unedo L. *L'Arbousier*. Ar. Lendj, Sasnou. L'écorce de la racine est usitée comme astringent. Les feuilles servent au tannage des peaux.

OLÉACÉES

Olea europæa L. *L'Olivier.* Ar. Zitoun (Olivier cultivé). Zeboudj (Olivier sauvage). Très commun à l'état sauvage et à l'état cultivé. Les moulins européens font, aujourd'hui, de l'excellente huile d'olive. L'écorce d'Olivier et celle des *Phyllirea*, communs dans les broussailles, passent pour fébrifuges, mais sont inusitées.

Fraxinus excelsior L. var. *australis.* Le *Frêne* Ar. Dardar. Commun. Feuilles purgatives, écorce fébrifuge. Inusitée. Les Arabes emploient beaucoup les graines de Frêne comme médicament et comme épice.

Les Frênes à Manne se cultivent facilement.

Tous les Jasmins se cultivent avec la plus grande facilité ; *Jasminum offinale, grandiflorum, odoratissimum Sambac* etc., abondent dans les jardins.

STYRACINÉES

L'A *liboufier, Styrax officinale* L. Vient facilement.

ÉBENACÉES ET SAPOTÉES

Les *Diospyros* ou *Plaqueminiers* sont très cultivés comme arbres à fruits. Une Sapotée, l'*Argan* du Maroc, vient facilement.

APOCYNÉES

Nerium oleander L. *Le Laurier-Rose.* Ar. Defla.

Extrêmement commun. Inusité. Le Laurier-Rose est un médicament du cœur dont l'action se rapproche de celle de la Digitale et du *Strophantus*. C'est une plante des plus actives que l'on a tort de négliger. D'après le Dr Dubigadoux et le pharmacien major Durieu, le latex du Laurier-Rose contiendrait de la Strophantine. L'étude chimique de cette plante est d'ailleurs à reprendre. Schmiedeberg en a extrait des glucosides analogues à ceux de la Digtale (*Neriine, Nériantine, Oléandrine*) et Lukomski un alcaloïde la *Pseudo-curarine*.

Vinca media Lamarck. Pervenche. Commun, inusité. Les feuilles sont toniques, amères et constituent un médicament antilaiteux populaire.

Beaucoup d'Apocynées très actives, telles que le *Tanghinia venenifera* et le *Cerbera Manghas*, se cultivent facilement.

ASCLÉPIADÉES

Calotropis procera Robert Brown. Cultivé et subspontané dans les oasis. Tonique, diaphorétique.

Le *Dompte-venin, Vincetoxicum officinale*, commun dans les montagnes, jadis usité en médecine est totalement inusité. La tige charnue de *l'Apteranthes Gussoniana* est mangée par les indigènes.

GENTIANÉES

Erythræa centaurium L. var. *suffruticosa*. La *Petite Centaurée*. Ar. Meurs el Khranech. Commun dans les broussailles. Amer. Fébrifuge très employé. La Petite Centaurée est l'objet d'un important commerce d'exportation, tant pour l'usage médical que pour la fabrication des Vermouths et Amers. Il y a quelques années surtout. cette exportation avait pris une très grande importance, mais elle a beaucoup diminué, le le commerce se l'étant procurée dans d'autres contrées. On récolte aussi L'*Erythræa pulchella* Horn, *Erythræa ramosissima*. Pers. qui abonde dans les plaines marécageuses, mais qui est moins amer et moins estimé.

CONVOLVULACÉES

Le *Jalap* et la *Scammonée* se cultivent facilement. Le *Convolvulus althœoides* L., dans la racine duquel on a trouvé en abondance une résine pareille à la résine de Scammonée, est très commun. Il en est de même des *Calystegia sepium* et *Soldanella*.

BORAGINÉES

Borago officinalis L. La *Bourache*. Ar. Lessane-et-Tour. Très commune. La fleur est récoltée et exportée.

Anchusa italica Retz. *Buglosse*. Commune. Succédané de la Bourache.

Alkanna tinctoria Tausch. *L'Orcanette*. racine tinctoriale. Commune dans les sables. Peu récoltée.

Heliotropium europæum L. *L'Héliotrope*

d'Europe. Cette plante aujourd'hui inusitée, est douée de propriétés actives et contient un alcaloïde toxique doué de propriétés hypnotiques très marquées. Commun.

La *Consoude* se cultive facilement, mais n'est pas spontanée.

SOLANÉES

Withania somnifera Pauqui. Ar. Aneb el Dib, Semn el far. Rare près des villes, subspontané. Les anciens estimaient cette plante à l'égal du Pavot pour ses propriétés hypnotiques. Elle a été expérimentée avec succès à ce point de vue par le Dr Trabut, à l'Hôpital de Mustapha. Les graines passent pour diurétiques. D'après M. le professeur Hérail (*Contribution à l'étude de la matière médicale algérienne,* p. 55), elles possèderaient la propriété de cailler le lait.

Atropa belladona L. La *Belladone.* Ar. Bou Rendjour. Rare dans les montagnes. N'est pas récolté. Les pharmaciens tirent de France la Belladone qu'ils emploient.

Hyoscyamus niger L. La *Jusquiame noire.* Ar. Choukerane, Sikerane. Assez rare à l'état sauvage, peu récoltée.

Hyoscyamus albus L. La *Jusquiame blanche.* Commune. Inusitée.

Hyoscyamus falezlez Cosson. Poison redoutable

des Sahariens ; a contribuer à exterminer les débris de la mission Flatters.

Datura stramonium L. *Stramoine*. Ar. Chedjeret el Djeben. Très commun. Les feuilles sont récoltées pour la colonie et même exportées.

Mandragora officinarum L. La *Mandragore*. Ar. Jabrouth. Cette plante est assez répandue en Algérie à l'état sauvage. Elle est narcotique comme les plantes précédentes. Inusitée.

Solanum nigrum L., et variétés voisines. *S. villosum* Lam., *S. miniatum* Dunal, etc. La *Morelle noire*. Ar. Mekennia. Commune. Récoltée en assez grande quantité.

Solanum dulcamara L. La *Douce-amère*. Abonde dans les marais, mais n'est point récoltée. On l'importe d'Europe.

Nicotiana Tabacum L. Le *Tabac*. Très cultivé comme plante industrielle. Sert accessoirement en pharmacie. Le *N. rustica* L., est parfois cultivé par les Arabes. Le *N. glauca* Graham, arbuste de l'Amérique du Sud, est devenu subspontané.

Capsicum annum L. *Poivron*. Très cultivé sous ses diverses formes. Inusité au point de vue médical.

Capsicum frutescens L. *Piment, Poivre de Cayenne*. Très cultivé, employé comme épice. Les indigènes en font un grand abus.

Un nombre considérable de Solanées exotiques, dont plusieurs très actives, sont cultivées pour l'ornement des jardins. Beaucoup de *Solanum*, *Datura*, *Solandra*, *Brugmansia*, *Petunia*, *Jochroma*, *Physalis*, *Nicandra*, *Cestrum*, *Habrothamus*, *Fabiana*, etc.

SCROPHULARINÉES ET OROBANCHACÉES

On pourrait utiliser comme *Bouillon blanc*, les fleurs de nos *Verbascum* et de nos *Celsia*. La *Digitale pourprée* n'existe pas à l'état sauvage, mais se cultive facilement. On trouve dans les Babors le *Digitalis atlantica* Pomel.

Les Arabes mangent les renflements souterrains du *Phelippæa lutea* Desf.

LABIÉES

Les Labiées aromatiques sont très abondantes en Algérie. Les distillateurs ambulants avaient commencé à exploiter nos broussailles de *Romarins* et de *Lavandes* (*Lavandula stœchas*, L., *dentata*), nos *Thyms* si abondants ; *Thymus hirtus*, *ciliatus*, *Fontanesi*, etc. Malheureusement les nouveaux impôts sur les liqueurs et l'application rigoureuse de l'exercice de Régie aux distillateurs à beaucoup gêné ce genre d'industrie. Pourtant on distille les Thyms et les Romarins, dans la province d'Oran.

On a surtout distillé des Menthes sauvages. MM. Chiris et Gros, évaluent à 2.000 kilogs environ la production annuelle d'essence de *Menthe Pouliot*, Phliou des Arabes, plante des plus communes. On distille aussi les *Mentha rotundifolia, aquatica, sylvestris* et quelques *Calaments* sauvages (*Calamintha officinalis, heterotricha,* etc.)

La *Menthe poivrée* a été cultivée en grand, elle vient parfaitement, mais, pour des causes diverses, cette culture n'a jamais acquis une grande importance.

Beaucoup de Menthes et en particulier le *Mentha viridis,* en Arabe Nana, sont cultivées dans les jardins et utilisées en infusions.

Salvia officinalis L. La *Sauge.* Ar. Souk en Nebi. On cultive surtout le *Salvia triloba* L. fils. Subspontané sur bien des points. Médicament populaire. La *Sauge Sclarée* se trouve en Kabylie. Beaucoup d'autres Sauges indigènes pourraient être utilisées.

Melissa officinalis L. La *Mélisse.* Ar. Nana et Troudj. Assez répandue dans les endroits frais. N'est pas récoltée. Quelques personnes en cultivent pour leur usage.

Origanum majorana L. La *Marjolaine.* Cultivée dans les jardins. Les Arabes l'emploient en décoction contre la dysenterie.

Calamintha officinalis L., et espèces voisines. Employé en infusion comme stimulant par les Arabes.

Ajuga Iva L. L'*Yvette musquée.* Ar. Tchengoura. Cette plante, très commune, est fort estimée par les indigènes qui la considèrent comme une panacée.

Teucrium chamædrys L. *Petit Chêne*. Commun dans les montagnes. Considéré comme tonique, digestif, fébrifuge. Peu usité en Algérie. Les Arabes, par contre, emploient le *Teucrium Polium* L.

Marrubium vulgare L. *Le Marrube blanc*. Ar. Marriout. Commun. Fébrifuge ; a été expérimenté avec succès à l'Hôpital de Mustapha. Employé par les indigènes.

Beaucoup d'autres Labiées, plus ou moins communes en Algérie, ont été employées comme plantes médicinales, mais sont actuellement inusitées : *Betonica vulgaris*, *Brunella vulgaris*. *Ballota negra*, *Scutellaria*, *Columnœ*, etc.

VERBÉNACÉES

Lippia citriodora Kunth. *Verveine odorante, Citronnelle*. Ar. Louïza. Très cultivée, récoltée et exportée en quantité notable. Employée en infusion comme stomachique et antispasmodique.

Le *Vitex agnus castus* et la *Verveine officinale*. Plantes médicinales, jadis très employées, sont complètement tombées dans l'oubli. Elles ne sont pas rares à l'état sauvage en Algérie.

GLOBULARIACÉES

Globularia alypum L., *Globulaire Turbith, Séné arabe*. Ar. Tassel'ra. Commun dans les broussailles. Excellent purgatif, très employé par les indigènes (20 à 30 gr. de feuilles en infusion).

PLOMBAGINÉES

Plumbago europæa L. La *Dentelaire*. Ar. Raïane, Tefel-ed-Douz. Abondante. La racine a une écorce âcre et émétique et même vésicante à l'état frais. Inusitée.

Limoniastrum Guyonianum. Cosson et Durieu. Ar. Aggaïa, Zeita. Commun dans le Sahara. Employé comme antiscorbutique par les Arabes.

Les racines des Plombaginées sont riches en tannin. On vend parfois à Alger les racines d'*Armeria bœtica*, sous le nom de Behen.

PLANTAGINÉES

Plantago major L. Le *grand Plantain*. Ar. Mnessa. Commun. Astringent, inusité.

Plantago psyllium L. L'*Herbe aux puces, Gremil*. Commun, inusité. Les graines, très riches en mucilage, étaient autrefois très usitées comme médicament émollient. Elles seraient avantageusement remplacées en Algérie par celles du *Pl. amplexicaulis* Cavanilles.

PHYTOLACCACÉES

Les *Phytolacca decandra* et *dioica* abondent. Inusités.

SALSOLACÉES ET CHÉNOPODÉES

L'Algérie est très riche en Salsolacées et Chéno-

podées, mais aucune de ces plantes n'est actuellement employée. On a préconisé. il y a quelques
années, le *Chenopodium ambrosioides*,comme galactagogue. Il passe pour vermifuge. La *Camphrée de
Montpellier*, diurétique, est rare. La *Vulvaire Ch.
vulvaria* L., riche en trimethylamine abonde.

POLYGONÉES

Rumex Patientia L. La *Patience*. Tonique et
dépuratif. Existe dans l'Est. Cette plante est remplacée dans le reste de la Colonie par les *Rumex crispus,
obtusifolius*, etc. Inusité. Les *Oseilles* sauvages et
cultivées abondent et sont inusitées aussi au point de
vue médical.

Polygonum aviculare L. et P. *equisetiforme*
Sibth et Smith. Astringent, antidiarrhéique. Commun.
On cultiverait facilement les *Rhubarbes*.

THYMELÆACÉES

Daphne Gnidium L. Le *Garou* ou *Sainbois*. Ar.
El-Hazzaz. Très commun. Depuis quelques années on
exporte de l'écorce de *Garou* pour les besoins de la
pharmacie. Les Arabes l'emploient fréquemment
comme vésicant. Ils font tremper l'écorce dans du
vinaigre et l'appliquent directement. Ils emploient
les feuilles dans la teinture en jaune et s'en servent
aussi pour provoquer des avortements.

Le *Daphne Laureola* L., succédané du précédent,
abonde dans les hautes montagnes. Le *Passerina*

hirsuta L. est extrêmement commun, son écorce est un peu vésicante ainsi que celle du *P. Tarton-raira* L., plus rare. Le *Passerina microphylla* Cosson et Durieu, si commun dans le Sud et dans la région des steppes, n'est pas vésicant.

ELÉAGNÉES

Le *Chalef* ou *Olivier de Bohême* est très cultivé dans les oasis et employé dans la médecine indigène.

LAURINÉES

Laurus nobilis L. Le *Laurier d'Apollon*. Ar. Rend. Essence forestière abondante dans le Sahel et dans l'Atlas. Les feuilles et les baies de Laurier, très usitées autrefois pour leurs propriétés stimulantes, ne sont guère plus récoltées.

Le *Camphrier*, divers *Canelliers*, beaucoup de *Laurinées* exotiques viennent très facilement en Algérie. L'*Avocatier* est cultivé comme arbre à fruit.

CYTINÉES

Cytinus hypocistis L. *Cytinet hypociste*. Ar. Debbous-er-Raï. Très commun. Inusité. Le suc desséché d'Hypociste, à la fois astringent et mucilagineux, était très estimé des anciens et est tombé bien à tort dans l'oubli, remplacé par le Cachou et le Ratanhia, qui n'ont sur lui que l'avantage de venir de loin.

BALANOPHORÉES

Cynomorium coccineum L. *Champignon de Malte*. Ar. Tertout. Parasite sur les Salsolacées. Commun à Oran. Les Arabes utilisent ses propriétés astringentes pour la médecine et pour le tannage.

ARISTOLOCHIÉES

Les *Aristoloches* abondent en Algérie. *A. longa* L., *A. rotunda* L., ou espèce voisine. *A. altissima* L., *A. bœtica* L. Beaucoup d'Aristoloches exotiques sont cultivées pour l'ornement. Aucune n'est usitée au point de vue médical.

EUPHORBIACÉES

Ricinus communis L. Le *Ricin*. Ar. Kherroua. Nul pays n'est plus propre que l'Algérie à la culture du Ricin qui y devient arborescent et spontané ou subspontané sur bien des points. Il y a déjà bien des années que des tentatives de culture en grand, en vue de la production de l'huile, ont été tentées. Ces essais ayant échoué pour divers motifs, n'ont pas été renouvelés. La graine, qui outre l'huile contient une toxalbumine des plus actives, la *Ricine* produit parfois des empoisonnements, certaines personnes ayant l'habitude d'absorber quelques graines comme purgatif.

Mercurialis annua L. *Mercuriale, Foirolle*. Ar. Halaboub. Commune. Purgatif populaire.

4

Mercurialis perennis L. *Mercuriale vivace*, plus active. Babors. Inusitée.

Le latex très caustique des Euphorbes indigènes serait employé par les indigènes, d'après M. le professeur Hérail (*loco citato*), contre la morsure des serpents et comme purgatif. Ils emploient beaucoup comme purgatif la Gomme Résine d'Euphorbe (purgatif de la Mecque).

Parmi les Euphorbiacées médicales exotiques, faciles à cultiver, nous citerons : *l'Euphorbia ipecacuanha, l'E. resinifera*, le *Croton Tiglion*, le *Croton Cascarilla*, le *Croton sebiferum*, les *Jatropha Curcas* et *multifida*.

Le Crozophora tinctoria Jussieu, *Maurelle, Tournesol*, est extrêmement commun et inusité.

URTICACÉES

Parietaria officinalis L. *Pariétaire*. Très abondante. Diurétique populaire. Récoltée et exportée en petite quantité.

Urtica pilulifera L. *Ortie romaine*. Ar. B'nat ennaar, Horreig. Commune près des habitations. Les graines, semblables à de petites lentilles, sont employées par les Arabes comme diurétiques et lithontripiques.

Les Orties sont très abondantes en Algérie, *Urtica urens, dioica membranacea*, etc. Elles ont été employées en médecine pour produire l'urtication, comme antihémorrhagiques, galactagogues, etc. Elles sont inusitées.

Cannabis sativa L., var. *indica*. *Chanvre indien*. Ar. Kif, Hachicha, Tkroun. Cultivé. Subspontané. *Le Kif* est très habituellement fumé par les indigènes, malgré toutes les mesures prises par l'Administration française pour en restreindre l'usage.

Ce produit est l'objet d'un trafic important.

Humulus lupulus L. Le *Houblon*. Cultivé à Médéa, Tlemcen, etc., vient très bien.

Ulmus campestris L. *L'Orme*. Ar. Nechem. Commun. Ecorce tonique. Inusitée. On pourrait cultiver les Ormes d'Amérique. *U. fulva americana*, etc.

Les *Morus alba* et *nigra* le *Broussonetia papyrifera*, le *Maclura aurantiaca* sont très cultivés. Le *Ficus carica* abonde cultivé et sauvage. Inusités au point de vue médical. Beaucoup de *Ficus* exotiques, y compris les F. *religiosa* et *elastica* sont cultivés sur les promenades.

UPULIFÈRES

Presque tous les Chênes peuvent être cultivés en Algérie. Plusieurs espèces y constituent des essences forestières importantes. Telles sont les suivantes :

Quercus coccifera L. et **Q. pseudo coccifera** Desf. Ar. Ballout el Halouf. *Chêne-Kermès*. *Garrouille*. Broussaille des plus communes. L'écorce de la racine très riche en tannin est fort recherchée par les tanneurs. Les Arabes l'emploient comme astringent et récoltent le Kermès pour la teinture en rouge.

Q. Ilex L., var. *Ballota, Chêne vert à glands doux.* Ar. Ballout. Essence forestière importante. Les Glands, généralement doux, forment une part importante de la nourriture des Kabyles. Cet arbre porte aussi quelquefois des Kermès.

Q. Suber L. *Chêne-liège.* Ar. Fernan. Les Glands sont doux. L'arbre, très répandu, est exploité pour le liège et pour le tan.

Q. infectoria L., var. *Mirbeckii. Chêne Zéen.* Ar. Zeen. Produit la Galle en Pomme de Guibourt.

Castanea vesca L. Le *Châtaignier.* Ar. Kastel. Sauvage dans l'Edough. Cultivé.

Corylus avellana L. Le *Noisettier.* Cultivé, subspontané.

JUGLANDÉES

Juglans regia L. Le *Noyer.* Ar. Djoura. Cultivé. On récolte les feuilles qui sont toniques astringentes et dépuratives pour les besoins de la pharmacie, mais en petite quantité. L'écorce de la racine est très employée comme dentifrice par les Arabes sous le nom de Souak. On cultive le *Juglans nigra* ou noyer d'Amérique et des *Carya.*

BALSAMIFLUÉES

Le **Liquidambar orientale** qui donne le styrax liquide et le L. *styraciflua*, qui donne le baume de Liquidambar, se cultiveraient facilement en Algérie.

SALICINÉES

Les **Populus nigra** L. **alba** L., sont communs. Le *P. Angulata* L. est cultivé. Le *P. Tremula* L. ou *Tremble* existe dans les Babors. Les Saules abondent près des rivières : *Salix pedicellata, alba, helix*, etc. Tous ces arbres ont des écorces fébrifuges inusitées.

BÉTULACÉES

Alnus glutinosa L. *Aune, Verne*. Çà et là, commun à La Calle. Inusité.

CONIFÈRES

Cedrus Libani L. Le *Cèdre* du Liban. Ar. Meddad. Très abondant en Algérie. L'écorce laisse exsuder une oléo-résine presque solide à odeur citronnée très agréable. Le bois qui est très odorant donne environ 2 pour 100 d'une essence qui rappelle tout à fait celle de Santal. Cette essence, essayée en grand à l'Hôpital de Mustapha, par M. le Dr Gémy, sur la demande de M. le professeur Trabut, a donné d'excellents résultats dans le traitement de la blennorrhagie. Il ne faut pas confondre cette essence avec l'Huile de Cèdre du commerce qui est l'essence de Genévrier de Virginie.

Juniperus oxycedrus L. L'*Oxycèdre*. Ar. Taga.

Très commun dans toute la Colonie, très exploité par les Arabes pasteurs pour la fabrication de l'Huile de Cade et comme bois de chauffage.

J. communis L. Commun sur les sommets du Djurdjura. Non utilisé, de même que le J. *thurifera* de l'Aurès.

J. Phœnicea L. Ar. Arar. Abortif, employé parfois sous le nom de *Morvan*.

Les J. *virginiana* et *sabina* se cultivent facilement.

Callitris quadrivalvis Vent. *Thuya d 'lgérie.* Ar. Arar. Abortif parfois employé. Sa résine, très peu récoltée, constitue la Sandaraque du commerce, laquelle vient surtout du Maroc. Les indigènes emploient encore le *Thuya* comme hemostatique, mais cet arbre est surtout célèbre par les belles loupes noueuses qu'il donne à l'ébénisterie.

Taxus baccata L. L. *If*. Ar. Tarek. Abortif, parfois employé par les indigènes. Toxique.

Pinus halepensis L. *Pin d'Alep.* Ar. Snoubar Commun. Donne un galipot abondant mais peu récolté. Les Arabes en tirent un peu de Térébenthine et mangent la zòne cambiale dans les disettes. Ils l'emploient aussi pour la fabrication du Goudron et pour le tannage.

Le *Pinus maritima*, dans l'Est, sert aux mêmes usages. Le *Pinus pinea* est cultivé pour ses graines comestibles.

COLCHICACÉES

Colchicum autumnale L. *Le Colchique d'automne.* Ar. Sourrendjan. Commun, n'est pas récolté. On importe celui qui est employé en médecine. Le *Merendera filifolia*, extrêmement commun, contient de la Colchicine comme le Colchique.

LILIACÉES

Scilla maritima L. *La Scille maritime.* Ar. Pharaoun. Commune dans les bonnes terres. Le bulbe peut atteindre des poids de 7 à 8 kilos. On le récolte pour l'usage médical et l'on exporte une certaine quantité de squames de Scille sèches. Peut-être y aurait-il lieu d'étudier, au point de vue de leurs propriété médicales, les nombreuses Scilles d'Algérie.

Aloe vulgaris Lam. Çà et là sur les côtes. Tous les aloes se cultivent facilement, on n'en tire aucun produit.

Dracœna draco L. *Le Dragonnier.* Cultivé. Inusité.

SMILACÉES

Les Smilacées médicinales indigènes, fort peu usitées d'ailleurs, sont : Les *Ruscus aculeatus* et *hypophyllum*, les *Asparagus officinalis, albus acutifolius, horridus.* Toutes plantes diurétiques. On cultive au Jardin d'Essai le *Smilax medica*, dans les collections botaniques.

DIOSCORÉES

Le *Tamus communis*, à rhizome purgatif, est la seule Dioscorée indigène. Inusité. Les Ignames viennent très bien.

AMARYLLIDÉES

Agave americana L., vulgairement *Aloès*. Très commun, subspontané. Il n'est plus guère employé en médecine. Le suc passe pour antiscrofuleux. D'après Marcano, il peut servir à préparer des peptones. Quand on arrose la viande avec ce suc il s'y développe une belle mucorinée qui peptonise rapidement la viande. Ce suc fermenté donne au Mexique le *Pulque*, boisson spiritueuse. La pulpe d'*Agave* est rubéfiante. Tous les *Agaves* et genres voisins : *Xanthorea*, etc., se cultivent facilement en Algérie.

Le *Pancratium maritimum*, jadis usité, le *Narcissus Tazetta*, les *Narcissus serotinus*, *elegans* et *Clusii*, toutes plantes dont les bulbes ont des propriétés éméto-cathartiques, sont communs. Beaucoup d'autres Amaryllidées cultivées pour l'ornement des jardins : *Crinum*, *Amaryllis*, etc., ont des propriétés toxiques, mais sont inusitées au point de vue médical. On a extrait de l'*Amaryllis Belladonna* deux alcaloïdes, l'*Amarylline* et la *Belamarine*.

IRIDÉES

Crocus sativus L. *Le Safran*. Ar. Zafran. Cultivé. On récolte les stigmates en petite quantité. On en importe énormément d'Espagne.

Iris florentina L. L. *Iris de Florence*. Cultivé, utilisé.

Les *Iris germanica, fœtidissima, pseudo-acorus,* etc. sont abondants. Inusités.

Les Arabes mangent le tubercule de *Iris juncea.* Desf. sous le nom de Takouch.

AMOMACÉES

Beaucoup d'Amomacées aromatiques et médicinales pourraient être cultivées en Algérie. On n'y cultive guère que celles qui servent à l'ornement des jardins.

ORCHIDÉES

Si le *Salep* était encore usité on ne saurait trouver d'Orchidées plus propres à le produire que nos *Orchis Munbyana* et *Robertiana*, dont les tubercules sont énormes. La *Vanille* ne vient qu'en serre. On a fait beaucoup de bruit autour d'un prétendu *Faham* indigène constitué par les feuilles sèches de l'*Aceras antropophora*. Ce produit, à odeur de Coumarine assez agréable, n'a jamais été sérieusement utilisé.

PALMIERS

Le *Phœnix dactylifera* L. ou *Dattier*, en Ar. Nakla, est comme l'on sait la principale culture des oasis. On en cultive plus de 130 variétés. Ce sont en général les dattes les moins belles qui sont employées en pharmacie dans les fruits pectoraux.

L'*Arenga saccharifera* et l'*Elœis guineenses*, sont cultivés dans les collections du Jardin d'Essai.

CYPERACÉES

Les *Cyperus longus* et *badius* qui donnaient autrefois le *Souchet* long des pharmacies sont très communs. Le *Cyperus esculentus*, dont le produit est fréquemment vendu sur les marchés, est cultivé.

GRAMINÉES

Andropogon laniger Desf. *Schœnanthe officinal.*
Ar. Bou Kekba ; Semmad. Commun dans la région
désertique. Inusité. Les *Andropogon* à essences, tels
que le *Lemon gra*s, le *Vetiver*, etc. viennent facilement.

Triticum repens L. *Chiendent.* Ar. Nedjem.
Commun. Rhizome diurétique peu employé.

Cynodon dactylon Pers. *Chiendent pied de poule,
gros chiendent.* Extrêmement commun. Peu récolté.

Arundo Donax L. *Canne de Provence.* Ar. Irar.
Commun. Rhizome antilaiteux, peu usité.

Nous citerons encore comme produits des Grami-
nées parfois employés, les barbes de Maïs, diurétique,
l'Avoine, l'Orge, le Seigle, parfois usités en tisane.

Les jeunes pousses de l'*Alfa, Stipa tenacissima*
L, ont sur les chevaux une action enivrante pareille
à celle de l'Avoine. L'Ivraie, *Lolium temulentum* et
espèces voisines, communes partout, a des propriétes
toxiques.

FOUGÈRES

Adianthum Capillus-Veneris L. *Capillaire de Montpellier*. Ar. Keusber el Bir, Rafraf. Bechique. Très commun. Est récolté pour l'usage médical.

Aucune autre Fougère n'est guère récoltée. Parmi celles qui ont été usitées et qui existent en Algérie, nous citerons les *Asplenium ruta-muraria, Trichomanes, Adianthum-nigrum,* le *Scolopendrium officinale,* le *Ceterach officinarum,* le *Pteris aquilina,* etc.

ALGUES

Fucus vesiculosus L. *Varech vesiculeux.* Assez commun sur nos côtes avec le *Fucus serratus.* Cette plante torréfiée donnait autrefois un médicament iodé, l'*Æthiops végétal.* On l'a préconisé depuis contre l'obésité.

Chondrus crispus Lingb. (*Ch. dubius* Montagne). *Mousse perlée.* Médicinal et alimentaire. Il en est de même du *Gelidium corneum* et du *Ceramium ciliatum,* assez communs sur nos côtes.

La *Mousse de Corse,* vermifuge complexe assez employé est représentée en Algérie, surtout par les Algues suivantes : *Corallina officinalis, Jania rubens, J. corniculata, Grateloupia filicina, G. verruculosa,* etc.

LICHENS

Lecanora esculenta Pallas, *Manne du désert.* Ar. Khera el Ard. Lichen comestible globuleux, mamelonné en petites masses de la grosseur d'un pois. Il se développe parfois dans le désert, en abondance après les pluies et le vent le réunit en tas qui forment alors une réserve alimentaire précieuse. Il n'est pas très répandu en Algérie.

Dans le Tell on trouve abondamment le *Cladonia rangiferina*, le *Sticta pulmonacea*, divers Lichens tinctoriaux, tels que le *Rocella Phycopsis, Parmelia parietina*, etc. Aucun n'est utilisé.

CHAMPIGNONS

Claviceps purpurea Tulasne. *Ergot du Seigle et du Diss*. Le Seigle est peu cultivé en Algérie, mais le Diss (*Ampelodesmos tenax* Link) y est extrêmement commun. Son ergot, très abondant les années pluvieuses, est remarquable par sa longueur (4 à 6 centimètres). Il paraît être plus riche en ergotine que celui du Seigle. Voir : Germaix, Thèses de la Faculté de Médecine, Paris 1882 ; Lallemant, Gazette Médicale, 1863 ; Bourlier et Coudray, Journal de Pharmacie, 1865. Les ergots du *Claviceps microcephala*, fréquents sur l'*Arundo Pliniana*, pourraient être essayés.

Ustilaga Maydis. *Charbon du Maïs*. Commun, succédané de l'Ergot, employé aux Etats-Unis.

Parmi les Champignons toxiques les plus communs, nous citerons les *Amanita citrina et phalloides* les *Lactarius torminosus, Russula rubra, emetica, Pleurotus olearius, Boletus luridus, cyanescens*, etc.

Le *Polyporus fomentarius* ou *Amadouvier* n'est

pas rare. Le *Polyporus tinctorius* du *Pistacia Atlantica* est récolté pour la teinture en jaune par les indigènes.

Nous terminerons ce catalogue par le relevé des exportations qui nous a été fourni par l'Administration des Douanes, pour les années 1897, 1898. Nous mettrons en regard le tableau des années 1886 et 1887, qui nous avait été fourni pour le catalogue destiné à l'Exposition de 1889.

TABLEAU des exportations de produits médicaux fourni par l'Administration des Douanes

NATURE des produits exportés	ANNÉES			
	1886	1887	1897	1898
	kilogs	kilogs	kilogs	kilogs
Racines diverses.	17.889	8.901	21.552	8.964
Herbes, fleurs, feuilles........	76.377	28.214	84.138	102.340
Ecorces de citrons, oranges et leurs variétés.............	1.000	3.719	1.772	2.168
Essences.................	25.545	12.810	40.602	43.304

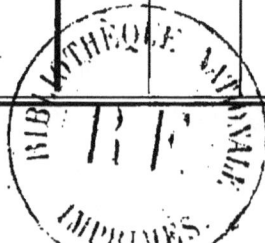

ALGER-MUSTAPHA. — IMPRIMERIE GIRALT,

17, rue des Colons, 17

www.ingramcontent.com/pod-product-compliance
Lightning Source LLC
Chambersburg PA
CBHW032305210326
41520CB00047B/2145